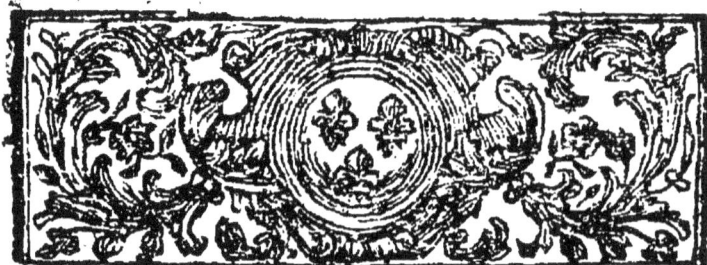

NOUVELLES INSTRUCTIONS

SUR

LES EAUX MINÉRALES

DE CHATELDON

EN BOURBONNOIS.

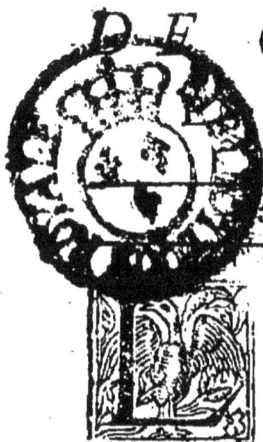

Salus populi suprema Lex esto.

ES Eaux minérales de Châteldon sont déja connues si avan-
tageusement, qu'il paroît inutile de parler encore de leurs
propriétés.

On sait que c'est à M. Desbrest, Doc-
teur en Médecine de l'Université Royale
de Montpellier, ancien Médecin des Ar-
mées du Roi , &c. qu'on doit la connois-
sance de ce Remede, & que c'est au hasard
que ce Médecin doit lui-même la découverte de ces Eaux salutaires.

A

M. Desbreſt, livré à l'étude depuis ſon enfance, éprouvoit dans le degré le plus éminent, les accidents qui ſont preſque toujours le partage des hommes qui ſacrifient leur vie à la recherche des vérités qui nous éclairent ſur nos devoirs, ſur nos obligations reſpectives & ſur nos beſoins les plus eſſentiels ; il alloit être la victime d'une maladie qui fait le tourment des hommes de cabinet & de ceux qui menent une vie ſédentaire, qui s'adonnent à des recherches abſtraites ou qui méditent trop profondément ſur les devoirs de leur état.

L'exercice de la Médecine, le mouvement auquel la pratique de cet Art aſſujettit ceux qui s'en occupent, n'avoient pu garantir M. Desbreſt des maux auxquels on eſt expoſé, lorſque les forces digeſtives ſont perdues; il éprouvoit, après avoir mangé, un gonflement ſi douloureux à l'eſtomac, qu'il voyoit arriver avec peine le moment où, preſſé par le beſoin, il étoit obligé de prendre quelque nourriture pour ſoutenir les reſtes d'une vie malheureuſe & languiſſante ; il étoit ſujet alors à des palpitations de cœur & à un battement dans tout le ſyſtême artériel, ſi continu & ſi violent, qu'il craignoit à chaque inſtant, qu'on ne le trouvât ſans vie ſur le lit où il étoit obligé de ſe mettre, & où il reſtoit quelquefois plus de vingt-quatre heures, dans des angoiſſes d'autant plus terribles , qu'il conservoit affez de connoiffance pour méditer toute l'horreur de fa fituation.

Les remedes que la Médecine offre avec tant d'affurance aux malheureux qui languiffent dans les douleurs , avoient tous été fans fuccès : les Eaux minérales de Vichy , que l'on regarde , fans raifon , comme un remede propre aux maladies de l'eftomac , loin de le foulager , n'avoient fait qu'aggraver fes maux : c'étoit aux Eaux de Châteldon qu'étoit refervée la guérifon d'une maladie qui avoit réfifté à tous les genres de médicament.

Appellé dans ce lieu pour y voir un malade , il apprit qu'il y avoit , tout près de la Ville , des Eaux minérales dont on ne connoiffoit pas les vertus. La curiofité l'ayant conduit aux fontaines , il en goûta l'Eau : aigrelette , agréable & piquante , elle lui parut digne d'attention ; & il ne craignit pas d'en faire le premier effai. Bientôt fon eftomac fembla prendre des forces ; l'appétit fe rétablit , & il commença à digérer avec une facilité & une aifance dont il avoit perdu le fouvenir.

Dès ce moment , M. Desbreft ne voulut plus avoir d'autre boiffon : non content de prendre les Eaux dans la matinée , il en buvoit à fes repas : mêlées avec fon vin , elles le rendoient plus agréable ; à peine eût-il fait ufage de ces Eaux , pendant fix femaines , qu'il vit difparoître les aigreurs auxquelles il étoit habitué ; le gonflement de fon eftomac, les vents qui le diften-doient, les palpitations qui lui préfen-toient toujours les images affreufes de la mort, tous ces fymptomes fâcheux fe dif-fiperent également.

Les effets heureux que M. Desbreft ve-noit d'éprouver de l'ufage de ces Eaux bienfaifantes, lui firent fentir de quelle utilité pourroit être ce nouveau remede, pour la guérifon de plufieurs autres mala-dies. Quoique l'analyfe ne foit pas un moyen bien certain pour s'affurer de la propriété des Eaux minérales, il ne négli-gea pas cette voie de s'inftruire des prin-cipes qui les conftituent ; & il découvrit que les Eaux de Châteldon contenoient un peu d'alkali minéral, du fel marin, de la félénité, une terre analogue à la magnéfie, une fubftance martiale, très-divifée & beau-coup de fluide élaftique ; de cette fubftan-ce aërée, gafeufe, électrique, fi généra-lement répandue dans la nature, & qui joue un fi grand rôle dans l'économie ani-male ; de ce fluide enfin dont on parle tant, & qu'on ne connoît pas affez ; il ne doute même pas aujourd'hui que ce ne foit à la préfence de ce principe vivifiant, qui fait mouvoir nos refforts, qui foutient la vie, & dont le Créateur fe fert, peut-être, pour animer le monde, qu'on doit attribuer les principales propriétés des Eaux de Châteldon. Comment pourroit-on con-

eevoir, fans cela , que quelques grains de
fels & de terre que l'on rencontre dans
prefque toutes les Eaux minérales , puffent
opérer des guérifons auffi promptes & auffi
furprenantes, que celles qui font produites par les Eaux de Châteldon ? & leurs
effets (*a*) ne font-ils pas une nouvelle
preuve que,dans l'application des remedes,
c'eft moins au raifonnement qu'à l'expérience & à l'obfervation , qu'il faut s'en
rapporter : la nature toujours active , toujours en mouvement, & prefque toujours
uniforme dans fes opérations , agit par des
moyens que nous ne pouvons ni concevoir
ni expliquer. *Experientia fummus rerum ma-
gifter.*

Les Eaux de Châteldon furent auffi ana-
lyfées par plufieurs habiles Chymiftes de
la capitale , (*b*) les principes qu'ils y dé-
couvrirent , & qui font les mêmes que ceux
que M. Desbreft y a reconnus , ne laifferent
aucun doute fur l'analogie qu'il y avoit entre ces Eaux & celles de Spa , fi célébres &
fi connues ; mais les premieres parutent
infiniment fupérieures à celles de Spa ,
par la combinaifon de leurs principes & la
fageffe avec laquelle ils font répartis : auffi
l'expérience confirme-t-elle chaque jour

(*a*) Voyez le Traité des Eaux de Châteldon, par
M. Desbreft.
(*b*) Voyez le parallele des Eaux minérales d'Alle-
magne & de celles de France, fait par ordre du Gou-
vernement.

combien cette opinion eſt ſolidement éta-
blie.

Il étoit juſte de confier l'adminiſtration
des Eaux de Châteldon au-Médecin qui,
le premier, en avoit reconnu les vertus, &
qui les avoit annoncées : la Commiſſion
royale de Médecine nomma, le 7 juillet
1777, M. Desbreſt Intendant de ces Eaux ;
ce titre lui fut confirmé par un brevet de
Sa Majeſté, du 6 janvier de l'année ſui-
vante, & ce fut ſur-tout alors qu'il cher-
cha à conſtater de plus en plus, par ſes
recherches, ſes expériences & ſes obſervations, les propriétés de ces Eaux ſalutaires.

A peine le Traité des Eaux que M. Desbreſt publia en 1778, eût-il paru (a) qu'on
vit la jalouſie, armée de ſes poignards, ſe
conſumer en vains efforts pour enſévelir
dans l'oubli une découverte d'autant plus
utile, que les ſuccès des Eaux de Châteldon ſont au deſſus même de ce qu'on en eſ-
péroit: les libelles infâmes, médités dans
l'ombre du myſtere, & ſortis du ſein de la
pouſſiere, où leurs auteurs reſteront enſé-

(a) Traité des Eaux minérales de Châteldon,
de celles de Vichy & Hauterive, avec le détail de
leurs propriétés médicinales & leur analyſe, in-12,
de 300 pages. On le trouve, à Paris, chez Didot,
le jeune, Libraire, Quai des Auguſtins ; on y a joint
une Lettre de M. Desbreſt, en réponſe à une criti-
que inſérée dans le Journal de Médecine, contre les
Eaux de Châteldon.

velis , loin de produire l'effet qu'on en attendoit , ne firent qu'accroître la célébrité
de ces Eaux ; ils couvrirent de honte
celui qu'on foupçonnoit, non de les avoir
faits , mais d'avoir payé des libelliftes
mercenaires pour les faire (*a*) ; on crut
alors faire un coup de partie , en dénon-
çant l'ouvrage de M. Desbreft,qui eft impri-
mé avec approbation & privilege ; on en
follicita la fuppreffion : ces nouvelles ten-
tatives furent encore fans fuccès ; ce Traité
fut annoncé dans plufieurs ouvrages ; les
Médecins défintéreffés le virent avec plai-
fir , ils témoignerent à fon Auteur combien ils l'eftimoient, & le cas qu'ils faifoient
de fes recherches & de fes découvertes. (*b*)

Cependant on ne renonça pas au projet
de décrier les Eaux , & de faire tomber un
livre qui inftruifoit les hommes fur leurs

(*a*) Quoique la brochure qu'on a répandue contre
M. Desbreft, foit le fruit de la méchanceté , de
la haine & de la jaloufie, & que , par cette raifon ,
elle ait produit un effet contraire à celui qu'on en
efpéroit , cependant ce Médecin , toujours guidé par
les vues de bienfaifance qui l'ont conduit jufqu'à
préfent , & qui n'a pas eû même la liberté de fe juf-
tifier fur ce qu'on a allégué contre lui , defire que le
mal qu'on a voulu lui faire , tourne au profit de fes
ennemis : mais il fe flatte en même temps que les
ames honnêtes voudront bien ne le juger que d'après
fes écrits , les moyens de juftification qu'il peut four-
nir ou la connoiffance de fa perfonne.

(*b*) Tous les exemplaires de cet ouvrage qui fe
trouverent alors à Paris furent enlevés en un moment.

A 4

intérêts les plus chers. On voulut insinuer à Paris que les Eaux de Châteldon n'avoient ni goût ni propriétés ; qu'elles ne différoient en rien de l'Eau commune , & que si elles produisoient quelques bons effets , on ne devoit les attribuer qu'aux foins que se donnoit M. Desbrest , pour y introduire différentes drogues , auxquelles elles étoient redevables de leurs vertus : on ne fentit pas que ces propos , quelqu'imbéciles qu'ils fuffent , devoient naturellement produire un effet contraire à celui qu'on en attendoit ; n'étoit-ce pas convenir effectivement que M. Desbrest avoit beaucoup de connoiffances , puifqu'il favoit préparer une Eau artificielle , qui rempliffoit les vues de ceux qui en faifoient usage ? Ce Médecin ne cherchera pas à tirer parti de l'honneur qu'on veut lui faire : il convient que les combinaifons des Chymistes les plus experts , font de beaucoup inférieures aux opérations de la nature , & que si l'art peut l'imiter , il ne fait point atteindre à la perfection de fes ouvrages (*a*) ; d'ailleurs le témoignage

---

(*a*) On a cru , dans ces derniers temps , que c'étoit à la furabondance de l'air contenu dans les Eaux gafeufes , qu'il falloit attribuer leurs propriétés , & qu'en introduifant de l'air fixe dans de l'eau commune , on préparoit des Eaux artificielles , qui équivalent aux Eaux minérales naturelles. M. Duchanoy , Médecin diftingué , de la faculté de Paris , a même fait un ouvrage , dans lequel il indique différens

des perfonnes diftinguées qui font allées à
Châteldon, pour y boire les Eaux à leurs
fources, (*a*) & celui des Médecins éclai-
rés, (*b*) qui ont vifité les fontaines, fuffi-
fent feuls pour faire fentir le ridicule de ces
allégations puériles.

---

procédés, pour compofer des Eaux minérales arrifi-
cielles : quoiqu'il y parle des Eaux de Châteldon, il
ne donne pas les moyens de les imiter ; parce qu'il a
cru fans doute que ces Eaux n'étoient pas fufceptibles
d'imitation : & en effet, par aucun procédé, on ne peut
en compofer qui leur reffemblent, tant la nature a mis
d'art dans leur préparation.

A l'article des Eaux de Vichy, M. Duchanoy pro-
pofe un moyen d'en compofer d'artificielles ; mais il
n'indique pas les dofes des fubftances dont il veut qu'on
fe ferve. La meilleure maniere de préparer des Eaux
artificielles, qui équivalent aux Eaux naturelles de
Vichy, confifte à faire diffoudre dans une pinte d'eau
de riviere, de puits ou de fontaine, quarante grains de
criftaux de foude, huit grains de fel de cuifine, feize
grains de fel de glauber & dix gouttes d'huile de tar-
tre : par ce mêlange, on obtient une eau fi parfaitement
femblable à l'Eau minérale de Vichy, puifée depuis
quelques mois, qu'il eft impoffible de diftinguer l'eau
factice d'avec celle qui eft naturelle ; quoiqu'une eau,
ainfi préparée, foit préférable dans bien des circonftances à l'Eau de Vichy, tranfportée, on ne doit pas
en conclure qu'elle contienne les mêmes principes ni
dans les mêmes proportions que les Eaux naturelles
de ce lieu ; il ne faut donc jamais attendre de ces Eaux
artificielles les mêmes effets que ceux qu'on obtient des
Eaux naturelles, fur-tout lorfqu'on les prend à leurs
fources.

(*a*) Madame la Marquife de Grave, Madame la
Marquife de Brantes de Colincourt, Madame la Com-
teffe de Ste. Sufanne, M. le Comte de Selle, &c.

(*b*) M. Dufaray, célèbre Médecin, à Montcenie,

On compte actuellement à Châteldon six sources d'Eaux minérales : elles sont froides, aërées, gaseufes, salines, & contiennent toutes du fer, mais dans des proportions différentes. L'Eau de l'une de ces sources est encore sulfureuse (*a*) ; les fontaines, dont l'eau ne paroît pas facile à transporter, sont à mi-côte d'une montagne affez efcarpée ; celle que l'on transporte à Paris, *Sourde* au pied d'une autre montagne, couverte de vignes ; par fa situation, elle reffemble affez à la fontaine de Vauclufe, si célébre par les amours de *Pétrarque* & de la belle *Laure*.

Toutes ces Eaux ont des propriétés relatives à la quantité de fer qu'elles contiennent & des autres principes qui les minéralisent ; toutes font agréables à boire, excepté celle qui reffemble à la *Géronftere*, & qui a un petit goût de foie de soufre.

En général, les Eaux de Châteldon font fédatives, calmantes, apéritives & rafraîchiffantes. Elles aiguifent l'appetit, facilitent les digestions, calment les chaleurs d'entrailles, font couler les urines, & en appaifent les ardeurs. Quoiqu'à proprement parler elles ne foient pas purgatives,

---

en Bourgogne ; M. Aufauvre, Médecin à Vichy ; MM. Guillemot & Geneti, Médecins à Thiers.

(*a*) C'est tout récemment que M. Desbreft vient de découvrir cette nouvelle source, dont l'Eau va devenir un nouveau moyen de guérifon pour les maladies de poitrine. Il paroît qu'elle a beaucoup de rapport à l'Eau de la *Géronftere* si célébre à Spa.

il arrive pourtant qu'étant bues à leurs
sources, elles relachent presque toujours
les personnes qui ont les gardes-robes dif-
ficiles. Il y en a même plusieurs qu'elles
purgent considérablement (a), leurs effets
sont presque toujours relatifs à la constitu-
tion des malades , & il n'y a guere de remedes qui se prêtent aussi singuliérement
aux besoins de ceux qui y ont recours.
Montagne , qui estimoit les Médecins ,
mais qui faisoit peu de cas de leurs drogues,
ne négligeoit pas l'usage des Eaux minérales ; il croyoit , avec raison, que ce n'étoit
pas envain que la nature les avoit prépa-
rées ; aussi , disoit-il , qu'il n'avoit vu per-
sonne que ces Eaux eussent *empirées*. (b)
On ne peut cependant pas disconvenir qu'il
n'y ait des Eaux minérales dont il ne faut
faire usage qu'avec beaucoup de circons-
pection. Les Eaux thermales, par exemple,
qui sont particuliérement destinées pour
l'usage extérieur , ne doivent être bues
qu'avec les plus grandes précautions ; aussi
voit-on tous les jours , aux sources minérales chaudes, des maladies légéres y devenir très-graves, & sur-tout lorsque ces
Eaux contiennent beaucoup de principes
salins, telles que celles de Balaruc , Vichy,

(a) On a vu plusieurs malades qui, n'ayant pas
été purgées par ces Eaux , bues à leurs sources, l'ont
été par les mêmes Eaux , transportées à Paris : dans
d'autres circonstances, elles ont produit un effet contraire.

(b) Essai de Michel de Montaigne.

Lamothe, &c. Celles de Vichy, qui ont de grandes propriétés, & qui réuſſiſſent à merveille dans les paralyſies, la ſciatique, les douleurs rhumatiſmales,& autres de ce genre, lorſqu'on les emploie en douches & en bains, ne conviennent, priſes intérieurement, que dans les maladies du foie ; dans celles qui dépendent de l'épaiſiſſement de la bile,de ſa ténacité & de l'inertie de l'eſtomac; mais le cas de leur application eſt très-difficile à diſtinguer ; auſſi voit-on trop ſouvent des maladies ſuſceptibles de guériſon, devenir incurables par l'uſage de ce remede, qui, nous le répétons encore, a de grandes propriétés, lorſqu'on en fait une application ſage & raiſonnable (*a*).

Les Eaux de Châteldon guériſſent les maladies de la peau, les dartres, les couperoſes & généralement toutes les éruptions cutanées. (*b*) Elles conviennent dans les flux hémoroïdaux, les pertes rouges & blanches des femmes ; les laits répandus,(*c*)

(*a*) Les cas particuliers dans leſquels on peut employer les Eaux minérales de Vichy, ſont détaillés dans le Traité des Eaux de M. Desbreſt.

(*b*) Une fille de Châteldon avoit le nez couvert d'une croute dartreuſe qui réſiſtoit à tous les remedes: le Vicaire du même lieu en avoit auſſi une à la lévre ſupérieure. Une domeſtique de M. Dejou, Régiſſeur de M. Douet, au Château de la Mothe, étoit couverte de grandes plaques ulcérées, écailleuſes, c'étoit une eſpece de lépre qui rendoit cette fille hideuſe, & qui annonçoit le mauvais état des fluides. Tous ces malades ont été guéris en aſſez peu de temps, par l'uſage des Eaux de Châteldon.

(*c*) On ſait que Madame de Fradel & Madame

les fluxions fur les yeux, les oreilles (*a*) elles rétabliſſent les évacuations périodiques, dérangées ou ſupprimées ; il paroît même qu'elles ont la propriété de démaſquer un virus caché, de le pouſſer au-dehors, (*b*) & conſéquemment de mettre à même de le combattre avec plus de ſuccès. Dans le pays on les emploie pour la guériſon des fiévres intermittentes ; pluſieurs obſervations prouvent qu'elles ont effectivement cette propriété ; mais elles réuſſiſſent mieux pour la guériſon des fiévres lentes, qui ſont preſque toujours produites par la dégénération des humeurs.

Les effets que produiſent les Eaux de Châteldon, paroiſſent dépendre de la propriété particuliere qu'elles ont de remédier efficacement aux dérangemens de l'eſtomac. On ſait que cet organe, le premier, & le plus eſſentiel de nos viſceres, correſpond, par le moyen des nerfs ſympatiques, avec preſque toutes les parties du corps ; & comme c'eſt dans l'eſtomac que s'opere d'abord le grand ouvrage de la digeſtion ; que les ſucs deſtinés à renouveller le ſang, la lymphe, la bile, &c. à lubrifier & à nourrir nos ſolides, y ſubiſſent leur pre-

---

de Maltiere éprouvoient l'une & l'autre les ſuites facheuſes des laits répandus, que tous les remedes dont on avoit fait uſage pour les ſoulager, avoient été ſans ſuccès, & qu'elles furent parfaitement guéries par les Eaux de Châteldon.

(*a*) V. le Tr. des Eaux de Châteldon, p. 167 & ſuiv.
(*b*) V la Gazette de ſanté, N?. 35, année 1780.

miere préparation ; il n'eft pas étonnant
que les fonctions de ce viscere étant dérangées, elles n'influent confidérablement
dans la production de nos maux : auffi
l'eftomac paffe-t-il, avec raifon, pour le
premier agent, pour la principale ma-
chine ouvriere de nos maladies ; & fi
toutes nos indifpofitions dépendent de
l'altération des fluides, de la rigidité ou
de la trop grande flexibilité des folides,
ne doit-on pas fentir que c'eft dans l'eftomac même que fe trouvent les germes
de la fanté & de la maladie. La fcience
du Médecin confifle donc particuliérement
à favorifer le développement du premier,
& à empêcher, ou retarder, celui du
dernier ; & c'eft de cette maniere feule-
ment qu'on peut rendre raifon des effets
différents que produifent les Eaux de Châ-
deldon, pour la guérifon de plufieurs maladies, qui paroiffent oppofées. On peut
donc dire, en quelque façon, que ces
Eaux bienfaifantes vont réalifer la Fable
de la Fontaine de *Jouvence* ; car elles ont
la propriété d'entretenir la fraîcheur du
teint, de procurer le fommeil, de donner
de l'embonpoint, & d'éloigner les rides
& les infirmités de la vieilleffe.

Il faut bien que la découverte des Eaux
de Châteldon, foit une découverte utile ;
comment rendroit-on raifon, fans cela, de
l'acharnement avec lequel on en a pourfui-
vi l'auteur, & des efforts qu'on a faits pour

enſévelir cette découverte dans l'oubli (a):
cependant M. Desbreſt ne ſeroit pas fondé
à s'en plaindre. Pourquoi ſon ſort ne ſe-
roit-il pas aſſimilé à celui des hommes
bienfaiſants, qui ont voulu être utiles à
leur patrie en particulier, & à l'humanité
en général & pourroit-on en citer un
ſeul, qui n'ait eu une infinité d'obſtacles
à ſurmonter, des contrariétés ſans nombre
à vaincre, des perſécutions de différentes
eſpeces à éprouver avant d'établir le bien
qu'il a voulu faire ? pourroit-on citer une
ſeule découverte utile, qui n'ait été com-
battue avec opiniâtreté, & quelquefois
même par des hommes d'une certaine célébrité ? L'émétique, l'opium, le mercure,
n'ont-ils pas été proſcrits ? L'inoculation,
la doctrine du pouls, n'ont-elles pas fait
le malheur de leurs premiers partiſants ?
Bordeu, ce Médecin ſi célebre, & ſi digne
de l'être, n'a-t-il pas avalé, à longs traits,
le venin des viperes qui l'ont pourſuivi juſ-
qu'au tombeau ? c'eſt cependant à cette doctrine que les Médecins ~~qu'il a renouvellé~~
doivent leurs plus grands ſuccès, & que les
malades qui leur ſont confiés, doivent le
bonheur de leur exiſtence. N'eſt - ce pas
aux indications que préſente la connoiſ-

(*a*) M. Desbreſt n'a pu encore parvenir à faire
inſérer, dans les Feuilles périodiques, ſa réponſe à
une lettre inſcrite dans le Journal de Paris, du 13
août 1780, dans laquelle on a altéré tous les faits dont
on y parle.

fance du pouls, qu'il faut attribuer la ré-
ferve & l'éconcmie, avec lefquelles les
Maîtres de l'art formulent leurs ordon-
nances ? N'eft-ce pas à cette époque qu'on
doit rapporter la ceffation des malheurs
qu'entraînoit toujours l'abus de la faignée
& celui des fréquentes purgations ? Ces
remedes utiles, & dont les *Médicaftres*
abufent encore, ne préparent-ils pas toujours, lorfqu'on les emploie fans raifon,
des convalefcences longues, pénibles &
périlleufes.

Maupertuis a calculé le bonhcur & le
malheur, il a trouvé que la fomme de nos
maux excédoit celle de nos biens. Si on
çalculoit de même la bonté & la méchanceté des hommes, on verroit de combien
le nombre des méchants l'emporte fur les
bons. Et ne pourroit-on pas dire des Médecins ce que l'Ecriture dit des Elus : *multi
vocati, pauci verò funt electi.* On juge or-
dinairement du mérite & de la fcience des
Médecins par le nombre de leurs pratiques
& par la qualité de leurs malades. Cette mé-
thode n'eft pas excellente ; c'eft par la
fûreté de leurs prcgnoftics & la continuité
de leurs fuccès, qu'on peut juger de leurs
connoiffances. Que l'on ceffe donc de
dire que tels & tels font favants & habiles, parce qu'ils voient beaucoup de
malades ; s'ils font malheurcux, c'eft cu'ils
font ignorants & mal - adioits : c'eft le
jugement, le coup d'œil & l'obfervation

qui font les grands Médecins , & non cette vaine érudition , qui ne dévine prefque jamais le vœu de la nature.

Nous ne dirons plus rien des Eaux de Châteldon ; nous laifferons parler leurs fuccès , & les Médecins célebres qui les connoiffent & qui les prefcrivent (a). Elles ne font point un remede univerfel ; mais fi elles ne peuvent pas guérir tous nos maux , elles ont , au moins , l'avantage de n'en aggraver aucun. M. Desbreft fait que , dans beaucoup de circonftances , on peut aider à leur action par le fecours de différents moyens connus des Médecins , qui font une étude particuliere de l'art de guérir.

Quoique les Eaux de Châteldon fupportent mieux le tranfport qu'aucune autre Eau minérale connue , on doit convenir néanmoins qu'elles font plus actives à leurs fources , que lorfqu'elles en font éloignées : par le tranfport , elles

_____

(a) Ces Eaux font connues de MM. de Laffonne , Michel * , Majault , Tronchin , Bouvart , Viq d'Azir , Borry , Jean-Roi , des Effarts , Lorry , Miffa , Maloët , Petit , Geoffroy , Defperrieres , Thierry , le Thieullier , Raulin , Defcemet , Lamothe , Alphonfe-Leroi , Menier , Thaureau , Perrache , Montplanca , Paulet , Gardanne , Coquereau , Andry , & de plufieurs autres Médecins diftingués de la Capitale & des Provinces

* M. Michel , dont les talents font connus , eft le premier des Médecins de Paris , qui ait confeillé l'ufage des Eaux de Châteldon.

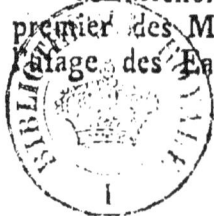

laiſſent dépoſer leur terre martiale ; ce
dépôt a même cela d'avantageux, qu'on
a la liberté de le laiſſer au fond des
bouteilles : & comme tous les eſtomacs
ne s'accommodent pas de l'action du fer,
à cauſe de la trop grande rigidité des
nerfs & de leur ſenſibilité ; on a la faculté de prendre, ou de ne pas prendre,
la ſubſtance martiale : ainſi ces Eaux
ont le double avantage d'agir comme fer-
rugineuſes & toniques , ou ſimplement
comme calmantes , anti - ſpaſmodiques,
apéritives & rafraîchiſſantes (*a*) ; propriétés
qu'il eſt rare de trouver réunies dans les
autres Eaux minérales.

Il convient de boire les Eaux de Châteldon froides, ou légérement dégour-
dies au Bain-Marie ; froides , elles ſont
plus ſalutaires pour les eſtomacs pa-
reſſeux.

On peut uſer de ces Eaux dans tous
les temps de l'année, & s'il eſt à propos
de les chauffer, c'eſt ſur - tout pendant

(*a*) Si les bornes qu'on s'eſt preſcrites , le permet-
roient, on pourroit citer un grand nombre d'obſervations , qui , toutes établiſſent combien ces Eaux
font ſalutaires pour purifier les humeurs, rétablir
les ſecretions , prévenir & calmer les ſpaſmes,
&c. La femme de M. Mendouze , Orfevre à Paris ,
eſt un exemple frappant de la grande vertu anti-
ſpaſmodique des Eaux de Châteldon ; cette Dame
peut rendre ſeule les effets heureux qu'elle a éprou-
vés de leur uſage.

l'hyver, lorfqu'on les prend fans mélange & dans la matinée. Il n'eft pas inutile d'obferver que, dans les maladies longues, anciennes & invétérées, il eft abfolument effentiel d'en continuer long-temps l'ufage. On a vu des malades qui n'en ont éprouvé des effets bien fenfibles, qu'après les avoir bues pendant plufieurs mois; mais pour les maladies qui ont leur fiege principal dans l'eftomac, ces Eaux manifeftent bientôt leurs vertus bienfaifantes.

La dofe ordinaire eft d'une bouteille chaque jour, bue dans la matinée ou aux repas. Seules, ou mêlées avec le vin (a), elles perfectionnent merveilleufement la digeftion; & c'eft, fur-tout, dans la circonftance des mauvaifes digeftions, qu'il convient d'en boire aux repas. Etant mêlées avec les alimens, elles fourniffent un Chyle plus parfait, mieux travaillé & conféquemment plus propre à entretenir la fanté & à réparer les forces.

Si, après avoir mangé, on reffent des aigreurs, des pefanteurs, des gonflements

---

(a) Les Eaux de Châteldon, mêlées avec le vin, ont un goût fi agréable & fi particulier, qu'il n'eft pas poffible, en leur en fubftituant d'autres, de tromper les perfonnes qui en ont déja fait ufage : elles ont même la propriété finguliere de fervir en quelque façon de pierre de touche, pour faire connoître fi un vin eft naturel ou frelaté ; dans ce dernier cas, elles en altérent la couleur, elles changent auffi celle des vins qui commencent à tourner, mais en même temps, elle les rendent plus potables.

à l'eſtomac ; un, ou deux verres de ces
Eaux, bues après le dîner, font diſparoître
tous ces accidents ; on éprouve alors cette
douce faciété, qui accompagne toujours
les bonnes digeſtions.

On doit ſentir que les Eaux de Châteldon, qui ont la propriété de perfection-
ner la digeſtion, doivent avoir celle de
remédier aux vices du ſang, à ſon altération ; auſſi pouſſent - elles au dehors les
impuretés dont nos humeurs font chargées :
& c'eſt par la même raiſon qu'elles procu-
rent le ſommeil, & qu'elles donnent de
l'embonpoint.

Ces Eaux n'interdiſſent l'uſage d'aucuns
des aliments qui ne font pas contraires à
la ſanté. On peut, en les buvant, manger
de toutes fortes de fruits & de légumes ;
elles s'allient très-bien avec le lait ; ſouvent même il eſt à propos de les mêler
avec cette ſubſtance alimenteuſe, ſur-tout
lorſque la poitrine eſt foible, délicate,
qu'il y a de la toux, des crachements de
ſang, ou beaucoup d'acrimonie dans les
humeurs. C'eſt pendant la matinée ſeule-
ment qu'on peut boire les Eaux, ainſi
coupées avec le lait : lorſqu'on les prend
le matin, il ſuffit de mettre un quart-
d'heure d'intervalle entre chaque verre
d'eau.

Il eſt inutile de ſe purger avant, pendant, & après l'uſage des Eaux de Châteldon, à moins qu'il n'y ait des indica-

tions preffantes pour le faire, & dans ce
cas, elles y difpofent. C'eft une erreur
dangereufe de croire que les purgatifs
corrigent toujours la difpofition vicieufe
de nos fluides; il eft vrai qu'ils nettoyent
les premieres voies, & qu'ils entraînent
les bons & les mauvais fucs qui s'y font
ramaffés; mais c'eft toujours en forçant la
nature, en irritant l'eftomac, en y occa-
fionnant des fecouffes extraordinaires qu'ils
operent cet effet; & c'eft prefque toujours
au détriment de la fanté. S'il eft à propos
d'ufer quelquefois de purgatifs, c'eft feule-
ment lorfqu'il y a furabondance, *turgef-
cence*, comme le dit Hypocrate (*a*).

Quand une purgation a fait évacuer
beaucoup de bile, ou une grande quantité
d'autres matieres, le malade eft toujours
content & fatisfait; il en conclud qu'il
avoit un befoin preffant d'être purgé;
cependant il arrive prefque toujours
qu'on eft plus malade après qu'avant
la purgation. La bile qu'on a évacuée,
étoit néceffaire pour perfeƈionner la digeftion; & c'eft plus fouvent le défaut de
bile, que fa furabondance, qui fait perdre
l'appétit. Lorfqu'il y a plénitude, les al-
térans, les délayants, les lavements,
réuffiffent mieux que toutes les drogues
purgatives, qui n'agiffent qu'en irritant,
en crifpant les folides, & qui creufent
infenfiblement notre tombe.

———————————————

(*a*) *Si turgeat materia purgandum . . .* **Hypocr.**

Sans doute, cette doctrine ne plaira pas
à tout le monde ; mais ſi on veut être de
bonne foi, qu'on s'interroge ſérieuſement,
& qu'on ſe rende compte du bien ou du
mal qu'on a éprouvé, après la purgation.
Les anciens étoient auſſi ſages que nous ;
ils vivoient bien autant, cependant ils
ſe purgeoient peu. Inutilement diroit-on
qu'ils étoient plus frugals, moins ſenſuels ,
plus actifs & moins voluptueux ; cela peut
être, & dans cette ſuppoſition, nous avons
un motif de plus qu'eux, pour nous purger
moins ſouvent ; puiſqu'avec moins de
forces, nous n'avons pas les mêmes reſ-
ſources pour réſiſter à l'action deſtructive
des médicaments.

Il paroît que les Eaux de Châteldon
rempliſſent parfaitement les vœux de la
nature , & qu'elles purgent même aſſez
abondamment les malades auxquels ce
genre de remede eſt avantageux ; mais elles
ne purgent pas continuellement : après
avoir débarraſſé les premieres voies des
matieres qui en dérangeoient les fonctions ;
par leur vertu tonique, elles les rétabliſſent bientôt dans l'état qui conſtitue la
ſanté : ainſi les perſonnes qui font uſage
de ces Eaux , & qui n'en ſont pas purgées,
doivent conclure que ce n'eſt pas la voie
que la nature a choiſie, pour les délivrer
de leurs maux , & c'eſt le plus ſouvent
par les urines qu'elles manifeſtent leurs
vertus médicamenteuſes. On a vu quelques

perfonnes fe plaindre d'abord que les Eaux de Châteldon les refferroient, & qui enfuite en ont été purgées ; d'autres ont éprouvé un effet contraire.

Cependant on doit convenir qu'il y a des circonftances dans lefquelles il faut aider à l'action de ce médicament, foit en l'aidant, foit en la modérant ; mais alors il eft fage de s'en rapporter à la prudence de fon Médecin.

Les Eaux de Châteldon fe confervent très-long-temps ; on doit avoir l'attention de tenir les bouteilles couchées, à la cave, ou dans un autre lieu frais ; & pour les boire douées de leurs principes fpiritueux, il eft à propos de ne pas laiffer long-temps les bouteilles mi-pleines ; ainfi, lorfqu'on ne boit pas la bouteille entiere dans la matinée ou à fon repas, il convient, avant d'en faire ufage, de la tranfvafer dans des vaiffeaux d'une moindre contenue (a).

Les Eaux de Châteldon ne fe confervent bien que dans des bouteilles de verre. On les tranfporte dans des caiffes de 24, 36 ou 54 bouteilles de pinte, rendues à

_____

(a) Pour avoir tous les verres de la bouteille d'une égale force, on doit en tranvafer l'Eau dans quatre ou cinq petites fioles d'un gobelet chacune ; de cette maniere on eft affuré d'avoir le dernier verre de la bouteille femblable au premier, ce qui n'arrive pas lorfque l'Eau féjourne trop long-temps dans une bouteille qui n'eft plus pleine.

Paris , tous frais d'emballage , de tranſport, d'entrée compris , &c. elles reviennent, la caiſſe de 24 bouteilles , à vingt-ſept livres , celle de 36 , à quarante livres , & la caiſſe de 54 bouteilles , à ſoixante livres.

Pour les avoir directement des ſources, on s'adreſſera à *M. Desbreſt* , Médecin, qui en eſt Intendant : *c'eſt à Châteldon , près Saint-Germain en Bourbonnois , qu'il faut lui écrire.* Chaque envoi ſera accompagné d'un certificat ſigné de lui : il a ſeul la diſpoſition des Fontaines , qui ſont enfermées dans des bâtimens. On n'en délivre pas ſans un ordre de ſa part ; d'ailleurs toutes les bouteilles ſont cachetées d'un *cachet* qui porte pour empreinte , *EAU DE CHATELDON.*

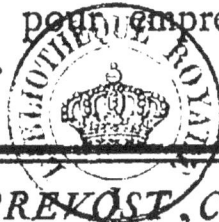

Permis d'imprimer, PREVOST *, Conſeiller - Doyen , le 14 Novembre 1780.*

A CLERMONT-FERRAND ,

De l'Imprimerie d'ANTOINE DELCROS, Imprimeur du Roi , Rue de la Treille.